BEI GRIN MACHT SICH IHR WISSEN BEZAHLT

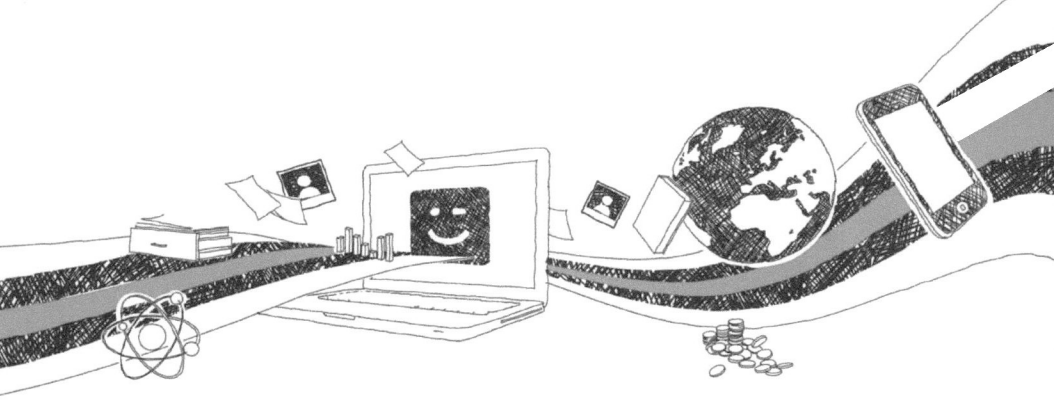
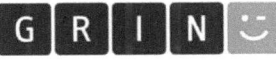

Michael Oppenländer

Gesundheitliche und soziale Auswirkungen von Schichtarbeit auf das Pflegepersonal im Krankenhaus

GRIN Verlag

Bibliografische Information der Deutschen Nationalbibliothek:

Die Deutsche Bibliothek verzeichnet diese Publikation in der Deutschen National-
bibliografie; detaillierte bibliografische Daten sind im Internet über http://dnb.d-
nb.de/ abrufbar.

Impressum:

Copyright © 2006 GRIN Verlag GmbH
Druck und Bindung: Books on Demand GmbH, Norderstedt Germany
ISBN: 978-3-640-81010-9

Dieses Buch bei GRIN:

http://www.grin.com/de/e-book/165293/gesundheitliche-und-soziale-auswirkungen-
von-schichtarbeit-auf-das-pflegepersonal

GRIN - Your knowledge has value

Der GRIN Verlag publiziert seit 1998 wissenschaftliche Arbeiten von Studenten, Hochschullehrern und anderen Akademikern als eBook und gedrucktes Buch. Die Verlagswebsite www.grin.com ist die ideale Plattform zur Veröffentlichung von Hausarbeiten, Abschlussarbeiten, wissenschaftlichen Aufsätzen, Dissertationen und Fachbüchern.

Besuchen Sie uns im Internet:

http://www.grin.com/

http://www.facebook.com/grincom

http://www.twitter.com/grin_com

Inhaltsverzeichnis

Coverbild: pixabay.com

1 Einleitung

Das Thema „Gesundheitliche und soziale Auswirkungen von Schichtarbeit auf das Pflegepersonal im Krankenhaus" habe ich gewählt, da ich persönlich mit Schichtarbeit, im Besonderen mit Wechselschichtarbeit auf Intensivstation schlecht zu recht kam. Hieraus ergaben sich für mich gesundheitliche Probleme wie häufigere Erkältungen, Magen-Darm-Beschwerden und Schlafstörungen, die vornehmlich in Nachtschichtphasen auftraten. Aber auch in meiner Funktion als Klassenlehrer, in der ich für die Einsatzplanung der Schülerinnen und Schüler verantwortlich bin, erhalte ich in Reflexionsstunden immer wieder die Rückmeldung von den Auszubildenden über persönliche Probleme mit Schichtarbeit, vornehmlich Nachtarbeit. Ein weiterer Faktor, der mich dazu bewogen hat, ist sicherlich die mehrjährige Mitarbeit in der Arbeitnehmervertretung. Hier ging es häufig um Arbeitszeitthemen, die im Zusammenhang mit dem Arbeitszeitgesetz (ArbZG) von 1994 standen.

Folgenden Fragen möchte ich in meiner Hausarbeit nachgehen und beantworten:

- Bewirkt Schichtarbeit gesundheitliche soziale Beeinträchtigungen bei den Mitarbeiterinnen und Mitarbeitern des Pflegediensts im Krankenhaus?
- Wenn ja, welche gesundheitlichen und sozialen Beeinträchtigungen treten bei den Mitarbeiterinnen und Mitarbeitern des Pflegediensts auf?
- Gibt es individuelle Unterschiede bei den gesundheitlichen und sozialen Beeinträchtigungen der Mitarbeiterinnen und Mitarbeiter des Pflegediensts durch Schichtarbeit?
- Welche Möglichkeiten hat die Institution Krankenhaus, um die gesundheitlichen Beeinträchtigungen durch Schichtarbeit bei den Mitarbeiterinnen und Mitarbeitern des Pflegediensts zu vermindern?
- Welche Möglichkeiten hat die einzelne Mitarbeiterin des Pflegediensts, der einzelne Mitarbeiter des Pflegediensts, die gesundheitlichen Beeinträchtigungen durch Schichtarbeit zu vermindern?

2 Begriffsdefinitionen

2.1 Schichtarbeit

2.1.1 Allgemeine Definition zu Schichtarbeit

„Schichtarbeit ist eine Form der Tätigkeit mit Arbeit zu wechselnden Zeiten (Wechselschicht) oder konstant ungewöhnlicher Zeit (z.B. Dauernachtschicht)." (Knauth et al. 2005, S. 2)

2.1.2 Gesetzliche und tarifliche Definitionen zu Schichtarbeit

Schichtarbeit

Laut Tarifvertrag TVöD ist Schichtarbeit „die Arbeit nach einem Schichtplan, der einen regelmäßigen Wechsel der täglichen Arbeitszeit um mindestens zwei Stunden in Zeitabschnitten von längstens einem Monat vorsieht, und die innerhalb einer Zeitspanne von mindestens 13 Stunden geleistet wird." (ver.di 2005, § 7 Abs. 2 TVöD, S. 13)

Wechselschichtarbeit

„Wechselschichtarbeit ist die Arbeit nach einem Schichtplan, der einen regelmäßigen Wechsel der täglichen Arbeitszeit in Wechselschichten vorsieht, bei denen Beschäftigte durchschnittlich längstens nach Ablauf eines Monats erneut zur Nachtschicht herangezogen werden. Wechselschichten sind wechselnde Arbeitsschichten, in denen ununterbrochen bei Tag und Nacht, werktags, sonntags und feiertags gearbeitet wird. Nachtschichten sind Arbeitsschichten, die mindestens zwei Stunden Nachtarbeit umfassen." (ver.di 2005, § 7 Abs. 1, S. 13)

Nachtarbeit

Das Arbeitszeitgesetz von 1994 definiert in § 2 Abs. 3 + 4 Nachtarbeit als die Zeit zwischen 23 Uhr und 6 Uhr, wobei Nachtarbeit erst dann als Nachtarbeit gilt, wenn der Arbeitnehmer mehr als zwei Stunden in dem vorgegebenen Rahmen von 23 Uhr bis 6 Uhr arbeitet (vgl. Klie, Stascheit 2003, S. 17).

Weiterhin sagt das Arbeitszeitgesetz in § 2 Abs. 5, dass Nachtarbeitnehmer Arbeitnehmer sind, die auf Grund ihrer Arbeitszeitgestaltung normalerweise Nachtarbeit in Wechselschicht zu leisten haben oder Nachtarbeit an mindestens 48 Tagen im Kalenderjahr leisten (vgl. Klie, Stascheit 2003, S. 17).

Der Tarifvertrag TVöD aus dem Jahr 2005 stellt die Arbeitnehmerinnen und Arbeitnehmer hinsichtlich Nachtarbeit besser. Laut diesem Tarifvertrag ist „Nachtarbeit die Arbeit zwischen 21 Uhr und 6 Uhr." (ver.di 2005, § 7 Abs. 5, S. 14)

3

2.2 Definition Gesundheit

„Eine allgemein gültige, anerkannte wissenschaftliche Definition von Gesundheit gibt es nicht." (Waller 2002, S. 11) Anhand dieser Feststellung von Waller möchte ich mich auf zwei Definitionen von Gesundheit beschränken, die sich meiner Meinung nach nicht nur objektiv an der Funktionsaussage von Gesundheit orientieren, sondern den Menschen auch als Individuum sehen.

2.2.1 Definition von Ghandi

„Gesundheit heißt, man muß [sic] sich wohlfühlen, sich frei bewegen können, guten Appetit haben, normal in seinen Funktionen sein und daher keinen Arzt aufsuchen müssen (Ghandi)." (Waller 2002, S. 11)

2.2.2 Definition der WHO

„Gesundheit ist ein Zustand vollkommenen körperlichen, geistigen und sozialen Wohlbefindens und nicht allein das Fehlen von Krankheit und Gebrechen (WHO)." (Waller 2002, S. 11)

2.3 Gesundheitsförderung

„Gesundheitsförderung zielt darauf ab, allen Menschen ein höheres Maß an Selbstbestimmung über ihre Gesundheit zu ermöglichen und sie damit zur Stärkung ihrer Gesundheit zu befähigen (Ottawa Charta 1988)." (Waller 2002, S. 150)

2.4 Pflegepersonal

In der Hausarbeit möchte ich mich, wie auch schon aus dem Thema hervorgeht, auf das Pflegepersonal in Krankenhäusern der BRD beziehen. Unter Pflegepersonal im Besonderen fasse ich dreijährig und einjährig ausgebildetes Pflegepersonal. Hierzu gehört das Personal der Gesundheits- und Krankenpflege, der Gesundheits- und Kinderkrankenpflege und Pflegehelferinnen und Pflegehelfer.

3 Schichtarbeit im Krankenhaus

3.1 Historischer Rückblick

Schon im Jahr 1900 waren die schweren Arbeitsbedingungen in der Krankenpflege ein Thema für den Reichstag in Berlin, eingebracht durch den Abgeordneten Wilhelm Antrick, Sozialdemokrat und Fürsprecher des Pflegepersonals. Dreizehn Jahre später kam es erneut im Reichstag zu einer Debatte über die Arbeitsbedingungen in der Krankenpflege, bei der die katastrophalen Arbeitszeiten des Pflegepersonals angeprangert wurden. Schon damals bedeutete es, dass das Pflegepersonal rund um die Uhr zur Verfügung stand, wobei es einen Schichtdienst nach heutiger Sicht noch nicht gab, sondern die Pflegekräfte hielten sich bereit, um bei Erfordernis die Arbeit aufzunehmen. Die schweren Arbeitszeiten verursachten damals eine hohe Fluktuation beim Pflegepersonal (vgl. Kelm 2003, S. 23-25).

Auch heute noch sind die unregelmäßigen und schlecht planbaren Arbeitszeiten der Pflegekräfte in Krankenhäusern ein Grund für die hohe Fluktuation von Pflegekräften aus dem Beruf (vgl. Sczesny, Hellert 2000, S. 32).

3.2 Politischer Auftrag

In Krankenhäusern ist es heutzutage immer noch üblich, dass Patienten täglich 24 Stunden und sieben Tage in der Woche betreut werden. Dies wird dadurch begründet und gerechtfertigt, dass es einen politischen Auftrag durch § 1 Abs. 1 Krankenhaus-finanzierungsgesetz (vgl. AOK Baden Württemberg 2000, S. 9) gibt, der Krankenhäuser verpflichtet, die medizinische und pflegerische Versorgung sicherzustellen. „Schichtdienst im Krankenhaus ist somit aus sozialen Gründen unvermeidlich." (Saathoff 1992, S. 490) Diese Aussage wird durch eine bundesweit durchgeführte schriftliche Befragung von Pflegekräften im Jahr 2004 erhärtet. Die Befragung ergab, dass 23% Wechselschicht ohne Nachtdienst, 57% Wechselschicht mit Nachtdienst und 8,6 % Dauernachtdienst leisten. Die restlichen 11,4 % arbeiten im Tagdienst (vgl. DAK-BGW 2005, S. 28). Die statistischen Zahlen der DAK-BGW zeigen auf, dass über die Hälfte der befragten Pflegekräfte im Drei-Schichtsystem arbeiten.

3.3 Schichtsysteme im Krankenhaus

Hier möchte ich nun einige Schichtmodelle vorstellen, die für den Pflegedienst in deutschen Krankenhäusern maßgeblich sind.

3.3.1 Schichtsysteme ohne Nachtarbeit

Es gibt Schichtsysteme ohne Nachtarbeit, in dem der Pflegedienst im Wechsel von Früh- und Spätdienst schichtet. Dies kann im täglichen Wechsel, so genannte Schaukelschicht erfolgen oder im wöchentlichen Wechsel von Früh- und Spätdiensten. Besonders bei jungen Pflegekräften, wie auch Auszubildenden unserer Kliniken erfreut sich die Schaukelschicht großer Beliebtheit. Trotzdem ist dieses Schichtsystem rechtlich nicht unproblematisch, da aufgrund des Arbeitszeitgesetzes im § 5 Abs. 1 auch in Krankenhäusern die Ruhezeiten von zehn Stunden nicht unterschritten werden dürfen (vgl. Böhme 1998, S. 223).

Die Form des wöchentlichen Wechsels von Früh- und Spätschichten ist häufig in der Industrie anzutreffen, hält aber aufgrund der Ruhezeitenproblematik bei der Schaukelschicht vermehrt Einzug im Pflegedienst der Krankenhäuser.

Ein weiteres Schichtmodell ist der geteilte Dienst. Unter dieser Schichtform versteht man die zweimalige Aufnahme der Arbeit am gleichen Arbeitstag zu unterschiedlichen Zeiten. Meist bedeutet das für die Pflegekräfte eine Arbeitsphase am frühen Morgen bis zum Mittag und eine weitere Arbeitsphase mit Beginn am Nachmittag bis in den Abend. Diese Form des Schichtens ist in Krankenhäusern sehr selten anzutreffen, wobei in jüngster Zeit infolge von Personaleinsparungen wieder vermehrt an Wochenenden auf dieses Modell zurückgegriffen wird. Der geteilte Dienst ist meiner Meinung nach aufgrund der zweimaligen Arbeitsaufnahme an einem Tag wie auch die doppelten Wegezeiten und der daraus resultierenden Mehrkosten bei Pflegekräften nicht sehr beliebt.

3.3.2 Schichtsysteme mit Nachtarbeit

Im Wechselschichtsystem oder auch Dreischichtsystem arbeiten Pflegekräfte in einem Wechsel von Früh-, Spät- und Nachtdienst. Es wird hierbei zwischen einer vorwärts- und rückwärtsrotierenden Schichtfolge unterschieden, wobei aufgrund arbeitswissen-schaftlicher Studien die vorwärtsrotierende Schichtfolge empfohlen wird (vgl. Busch, Reuter, Bauer 2006, S. 101). Das Wechselschichtsystem ist häufig auf den Intensiv-stationen anzutreffen.

Dauernachtdienst ist immer noch eine gängige Schichtform, in der Pflegekräfte kontinuierlich und ausschließlich Nachtarbeit leisten. Diese Form der Schichtarbeit ist aufgrund der Vereinbarkeit von Beruf und Familie immer noch sehr beliebt bei Pflegekräften im Krankenhaus (vgl. Sczesny, Hellert 2000, S. 34).

3.3.3 Kernarbeitszeit

Durch die Einführung des Arbeitszeitgesetzes von 1994, das die menschengerechte Gestaltung der Arbeit nach den gesicherten arbeitswissenschaftlichen Erkenntnissen in § 6 Abs. 1 festschreibt, fing man auch in Krankenhäusern an, über flexible Arbeitszeiten nachzudenken. Dies führte dazu, dass man neue Arbeitszeitmodelle wie die Kernarbeitszeit entwickelte, um den Pflegekräften zu ermöglichen, auch in der typischen täglichen Arbeitszeit zwischen 7 Uhr und 17 Uhr zu arbeiten. Die Kernarbeitszeit sollte zu einer größeren Flexibilität bei den Arbeitszeiten führen und einen Beitrag zur Umsetzung des Arbeitszeitgesetzes leisten (vgl. Brehmer 2003, S. 99).

3.4 Finanzieller Anreiz und Freizeit

Schichtarbeit, besonders Nachtarbeit und Wechselschichtarbeit beinhaltet auch einen finanziellen Anreiz, da aufgrund von tariflichen Vereinbarungen (vgl. ver.di 2005, § 8 Abs. 1 TVöD, S. 14) für die Arbeitszeiten außerhalb der Normalarbeitszeit entsprechende Zulagen bezahlt werden, die die Pflegkräfte ungern aufgeben (vgl. Sczesny, Hellert 2000, S. 34). Weiterhin wird durch tarifliche Bestimmungen Zusatzurlaub bei Schicht- und Wechselschichtarbeit gewährt (vgl. ver.di 2005, § 27 TVöD, S. 31).

Für die Pflegenden ist es von immenser Bedeutung, bei der Gestaltung des Dienstplanes mitentscheiden zu können und dadurch einen größeren Einfluss auf die private Lebensplanung zu erhalten (vgl. Brehmer 2003, S. 76). Es kommt meiner Meinung nach hierbei durchaus vor, dass Pflegekräfte bewusst lange Schichtphasen in Kauf nehmen, um dadurch eine größere Freizeitphase zu erlangen. Ob dies unter gesundheitlichen Aspekten zu befürworten ist, muss hinterfragt werden.

Einen weiteren positiven Effekt der Schichtarbeit sehen die Pflegekräfte m. E. darin, dass Behördengänge, Einkäufe und sonstige Verpflichtungen stressfreier zu erledigen sind.

4 Gesundheitliche und soziale Beeinträchtigung durch Schichtarbeit

4.1 Wirkung der Schichtarbeit auf den Menschen

Um zu verstehen, wie sich Schichtarbeit auf den Menschen auswirkt, ist es hilfreich, sich den zirkadianen Rhythmus, dem der Mensch unterworfen ist, zu vergegenwärtigen.

Hierbei handelt es sich um einen natürlichen Rhythmus, an den die Körperfunktionen wie Körpertemperatur, Atem- und Herzfrequenz, Hormonproduktion usw. in einer 24 Stunden dauernden Periode angepasst sind. Es wird zwischen einer ergotropen Leistungsbereitschaft am Tag und einer trophotropen Leistungsbereitschaft in der Nacht unterschieden. Der entscheidende externe Impuls geht vom natürlichen Wechsel zwischen Tag und Nacht (Hell-Dunkelwechsel) aus. Man vermutet, dass Melatonin einen wichtigen Einfluss auf den Tag-Nacht-Rhythmus hat, da Licht die Melatoninsynthese hemmt, während sie bei Dunkelheit einsetzt. Weitere äußere Zeitgeber sind die Uhrzeit und der zeitliche Ablauf des gesellschaftlichen Lebens (vgl. Knauth et al. 2005, S. 2-3).

Besonders interessant ist die Frage, ob sich bei Schichtdienst insbesondere Nachtdienst der zirkadiane Rhythmus an die äußeren Umstände anpasst oder nicht. Hierzu sind sich die Arbeitswissenschaftler nicht einig, wobei die Mehrzahl der Ansicht ist, dass es nicht zu einer vollständigen Angleichung des zirkadianen Rhythmus an die veränderten Schichtarbeitszeiten kommt, auch bei Dauernachtwachen mit längeren Nachtwachenphasen (vgl. Sczesny 2003, S. 60-63). Da in deutschen Krankenhäusern häufiger Dauernachtwachen im Pflegedienst anzutreffen sind, die Nachtdienstphasen von sieben und mehr Nächten ableisten (vgl. Sczesny, Hellert 2000, S. 33), muss diese Erkenntnis meiner Meinung nach von den Verantwortlichen des Arbeitsschutzes im Krankenhaus mehr Beachtung finden.

Anhand des Belastungs-Beanspruchungsmodells können die Belastungen und Auswirkungen durch Schichtarbeit verdeutlicht werden. Durch die Verschiebung der Phasenlage von Arbeit und Schlaf kommt es nach dem Modell zu subjektiven Beschwerden, Beeinträchtigungen der Gesundheit und Einschränkungen der Leistungsfähigkeit wie auch negative Folgen auf das soziale Leben in der Familie und Gesellschaft. So genannte intervenierende Variablen wie z.B. Alter, Geschlecht, individuelle Disposition, arbeitsbezogene Faktoren, Wohnumfeld , Morgenmensch oder

Abendmensch usw. können die Beeinträchtigungen verstärken bzw. reduzieren (vgl. Sczesny 2003, S. 58-60). Dies kann am Beispiel des Morgen- und Abendtyps verdeutlicht werden: der Morgentyp ist ein „Frühaufsteher" mit früherer zirkadianer Phasenlage als der Abendtyp. Dies ist in den Auswirkungen zur Schichtarbeit bzw. Nachtarbeit zu berücksichtigen, da der Morgentyp mit Spät- bzw. Nachtschichten schlechter zu recht kommt, während es dem Abendtypen schwerer fällt, Frühschichten zu leisten. Weiterhin entwickeln sich ältere Arbeitnehmer im Schichtdienst immer mehr hin zum Morgentyp und die Umstellung und Erholung nach einer Nachtschichtphase fällt dieser Gruppe schwerer. Es stellt sich daher auch die Frage der Vereinbarkeit von Gesundheitsschutz und Nachtarbeit bei älteren Arbeitnehmern (vgl. Brehmer 2003, S. 40-41).

4.2 Gesundheitliche Beeinträchtigung durch Schichtarbeit

4.2.1 Schlafstörungen

Der Schlaf hat eine wichtige Funktion hinsichtlich des zirkadianen Systems und der Erholung des Organismus. Die Beeinträchtigung des Schlafs bei Schichtarbeitnehmern wirkt sich zum einen auf die Dauer des Schlafs, zum anderen auf die Schlafqualität aus (vgl. Sczesny 2003, S. 64).

Viele Arbeitnehmer, die in Schicht arbeiten, klagen während Nachtschichtphasen über außerordentliche Schlafstörungen, die sich psychosomatisch auswirken können (vgl. Knauth et al. 2005, S. 4-5).

Ob dies auch auf Schichtarbeiter ohne Nachtschicht zutrifft, wird kontrovers diskutiert. Zum einen liegen Untersuchungsergebnisse vor, die feststellen, dass auch bei Schichtarbeitern ohne Nachtschicht vermehrt Schlafstörungen auftreten, während es auf der anderen Seite Untersuchungsergebnisse gibt, die Schlafstörungen bei Schichtarbeitern ohne Nachtschicht als sehr gering erachten (vgl. Betschart 1989, S. 72).

Störung der Schlafdauer

Die Schlafdauer wird durch den Tagschlaf nach einer Nachtschicht um ca. zwei Stunden verkürzt. Die Ursachen für die Verkürzung sind sowohl die nicht adäquate Schlafzeit am Tag, in der der menschliche Organismus auf Aktivität eingestellt ist wie auch der erhöhte Lärmpegel, verursacht durch verschiedene externe Einflüsse wie z.B. Autoverkehr. Weiterhin ist die Schlafdauer umso kürzer, je später die Person nach Beendigung der Nachtschicht zu Bett geht (vgl. Sczesny 2003, S. 64). Ursache für das spätere Zu-Bett-

Gehen können meiner Auffassung nach auch Nachtschichten sein, die erst nach 6 Uhr enden wie auch längere Heimfahrten nach der Nachtschicht.

Nach Ansicht von Arbeitswissenschaftlern spielt die Körpertemperatur des Menschen eine Rolle bei der Verkürzung des Tagschlafes. Normalerweise sinkt die Körpertemperatur in der Nacht und erreicht ihren Tiefpunkt zwischen 3 Uhr und 4 Uhr, wenn der Mensch schläft. Tagsüber kommt es zu einem Anstieg der Körpertemperatur und weckt den Schichtarbeiter vermutlich dadurch auf (vgl. best 2000, S. 17).

Aufgrund verschiedener Forschungsergebnisse gehen die Arbeitswissenschaftler davon aus, dass bei längeren Nachtschichtphasen die betroffenen Personen ein erhöhtes Schlafdefizit aufweisen. Hierdurch kann der Gesundheitszustand ungünstig beeinflusst werden. Bei Schichtdienstleistenden, vor allem Frauen kann das Schlafdefizit noch höher ausfallen, sofern äußere Einflüsse wie z.B. Kinderbetreuung oder Hausarbeit hinzukommen (vgl. Sczesny 2003, S. 67).

Verkürzte Schlaflängen treten auch bei Schichtarbeitern in der Frühschicht auf, besonders bei sehr früh beginnender Frühschicht und langem Anfahrtsweg. Weiterhin ist es bedingt durch die Schlafgewohnheiten, die auch einem Schichtarbeiter in Wechselschicht innewohnt und dieser deshalb in der Regel nicht vor 22 Uhr ins Bett geht, da am Abend häufig soziale und familiäre Kontakte den Schlaf vor dieser Zeit verhindern. (vgl. best 2000, S. 16).

Auch der ständige Wechsel von Früh-, Spät- und Nachtschichten kann zu verändertem Schlaf-Wachverhalten und dadurch Schlafstörungen der Schichtdienstleistenden führen, die die Schlafdauer verkürzen (vgl. best 2000, S. 17). Dies könnte meiner Ansicht nach entsprechend auch auf Mitarbeiterinnen und Mitarbeiter des Pflegedienstes zutreffen, die in Schaukelschicht arbeiten.

Schlechtere Schlafqualität

Der Tagschlaf ist qualitativ schlechter als der Nachtschlaf, da er wesentlich weniger Tiefschlafphasen und Traumphasen aufweist und dadurch anfälliger für Störungen wird (vgl. Sczesny 2003, S. 68).

4.2.2 Magen-Darm-Beschwerden

Neben Schlafstörungen sind Magen- und Darmbeschwerden eine häufig auftretende Gesundheitsbeeinträchtigung bei Schichtdienstleistenden und der Zusammenhang zwischen Schichtarbeit und Magen-Darm-Beschwerden ist relativ gesichert (vgl. Sczesny 2003, S. 69).

Bis zu 75% der Schichtarbeiter klagen über verschiedene Magen-Darm-Beschwerden, angefangen von Appetitstörungen, Stuhlprobleme, Sodbrennen usw. Im Vergleich hierzu sind es nur bis 25 % der Arbeitnehmer in der normalen Tagarbeit, die diese Beschwerden äußern (vgl. best 2000, S. 21).

Die Ursache für die Beschwerden liegt wahrscheinlich in der unphysiologischen Einnahme der Mahlzeiten in der Nacht, da hier die Magensaftsekretion auf ein Minimum reduziert ist und sich hiervon die Beschwerden ableiten lassen (vgl. Sczesny 2003, S. 69). Auch Appetitlosigkeit bzw. schlechterer Appetit tritt vermehrt bei Schichtarbeitern in Früh- und Spätschicht im Vergleich zu Arbeitern in Regelzeit auf (vgl. Betschart 1989, S. 53).

Obwohl Studien eine erhöhte Anzahl von Verdauungserkrankungen, insbesondere Magengeschwüre bei Schichtarbeitnehmerinnen und –arbeitnehmern aufzeigten, ist dies noch kein Beleg dafür, dass dies allein durch Nacht- und Schichtarbeit verursacht wird. Faktoren wie Rauchen, hoher Kaffeekonsum und unausgewogene Ernährung haben Einfluss auf die Entwicklung von Verdauungserkrankungen, die im Zusammenhang mit Schichtarbeit noch nicht ausreichend untersucht wurden (vgl. Sczesny 2003, S. 70).

Durch die bessere Diagnostik seit Entdeckung des Helicobacter-pylori, der vornehmlich die Ursache für Magen- und Zwölffingerdarmgeschwüre darstellt, weisen neuste Studien auf eine erhöhte Helicobacter-pylori-Serologie bei Schichtarbeitern hin. Dies ist aber noch nicht genügend untersucht, um hier eindeutige Aussagen treffen zu können (vgl. Busch, Reuter, Bauer 2006, S. 99).

Insbesondere zählen Erkrankungen des Verdauungstrakts zu den fünf wichtigsten Erkrankungen bei den Pflegekräften und machen einen Anteil von 12,6% am Gesamtkrankenstand aus (vgl. DAK-BGW 2005, S. 151). Dies ist unter dem Gesichtspunkt zu sehen, dass ca. 80% der Pflegekräfte in Wechselschicht mit und ohne Nachtdienst arbeiten (vgl. DAK-BGW 2005, S. 28) und könnte meiner Meinung nach einen Beleg für den Zusammenhang zwischen Schichtarbeit und Erkrankungen des Verdauungstrakts darstellen.

4.2.3 Stress

Es wurde in einer Untersuchung von Barton (1994) festgestellt, dass Wechselschicht (einschließlich Nachtdienst) bei Pflegekräften vermehrten Stress hervorruft, wobei dies in Abhängigkeit von Alter und Berufserfahrung zu sehen ist und bei jüngeren und unerfahrenen Pflegekräften verstärkt auftritt. Eine Kausalität zu spezifischen beruflichen Erkrankungen konnte nicht festgestellt werden. Die Argumentation der Arbeitswissenschaft geht vielmehr dahin, dass Stress ein weiterer Faktor neben anderen ist, der die Wahrscheinlichkeit gesundheitlicher Beschwerden wie auch Erkrankung durch Schichtarbeit erhöht (vgl. Barton in Sczesny 2003, S. 71).

Auf der anderen Seite kann Stress bei einem Menschen, der sich ständig in Alarmbereitschaft befindet und nicht genügend Zeit zur Erholung hat, ein krankheitsauslösender Faktor sein (vgl. Brehmer 2003, S. 51).

Ich könnte mir vorstellen, dass dies auch auf Pflegekräfte zutrifft, die sich durch Familie und Haushaltsführung in einer Doppelbelastung befinden.

4.2.4 Kardiovaskuläre Probleme

Kardiovaskulären Probleme werden durch Stressreaktionen hervorgerufen, die im Nacht- und Schichtdienst ausgeprägter sind als im normalen Tagdienst. Durch Stress kommt es zu erhöhter Katecholamin- und Kortisonausschüttung, die negative Auswirkungen auf den menschlichen Organismus, insbesondere das Kreislaufsystem hat. Diese werden durch weitere negative Faktoren z.B. Eß- und Schlafstörungen, psychosoziale Probleme, Rauchen usw. unterstützt (vgl. best 2000, S. 27).

In verschiedenen Studien wurden eine höhere Rate von kardiovaskulären Beschwerden bei Schichtarbeitern sowie eine erhöhte Morbidität wegen Bluthochdruck und ischämischen Herzkrankheiten festgestellt. Dies wurde durch eine Folgestudie über 14 Jahre untermauert, in der bei Schichtarbeitern im Vergleich zu Tagarbeitern eine doppelt so hohe Inzidenz für Herzkrankheiten nachgewiesen wurde (vgl. best 2000, S. 28).

Besonders bei Männern im Pflegeberuf ist ein erhöhter krankheitsbedingter Ausfall mit einem Anteil von 7,2 % kardiovaskulärer Krankheiten zu verzeichnen. Im Gegensatz hierzu ist der krankheitsbedingte Ausfall durch kardiovaskuläre Erkrankungen bei den Frauen gerade mal 3,2% (vgl. DAK-BGW 2005, S. 151).

4.2.5 Spezifische Gesundheitsprobleme bei Frauen

Frauen in Schichtarbeit, vornehmlich in unregelmäßigen Schichten klagen vermehrt über Menstruationsbeschwerden, weisen eine erhöhte Rate an Fehl- und Frühgeburten sowie eine verminderte Rate an Schwangerschaften auf. Schichtarbeit stellt den viertwichtigsten Risikofaktor für Fehlgeburten dar (vgl. best 2000, S. 29).

4.2.6 Psychische Störungen

Psychische Störungen verursachen in den Pflegeberufen mit 9,3% Arbeitsunfähigkeit einen höheren Ausfall und stehen bei den wichtigsten Krankheitsarten der Pflegekräfte an vierter Stelle (vgl. DAK-BGW 2005, S. 148).

Symptome, wie Angstzustände, Nervosität, andauernde Müdigkeit, sexuelle Probleme und Depressionen werden von Schichtarbeitern häufiger genannt, wobei die Betroffenen einen erhöhten Verbrauch von Schlaf- und Beruhigungsmittel aufweisen, um die oben genannten Symptome zu verringern (vgl. best 2000, S. 35).

Brehmer führt an, dass gerade im Pflegeberuf bestimmte Arbeitsbedingungen, und hierzu gehört auch Schichtarbeit, eine erhöhte Rate an Burn-out-Syndrom bedingen, häufig verursacht durch körperliche, psychische und soziale Erschöpfung der Pflegekräfte (vgl. Brehmer 2003, S. 51).

4.2.7 Erhöhtes Unfallrisiko

Der zirkadiane Rhythmus bestimmt vorwiegend die Leistungsbereitschaft eines Menschen. Anhand der physiologischen Leistungskurve kommt es hierbei im Tagesverlauf zu einem starken Abfall der Leistungsbereitschaft in der Nacht ab ca. 22 Uhr bis zum Tiefpunkt zwischen 2 Uhr und 4 Uhr, verbunden mit einer starken Verminderung des Wachheitsgrades in dieser Zeit. Schlafdefizit kann dies noch verstärken. Die Betroffenen im Nachtdienst müssen deshalb erhöhte Energie aufbringen, um einen ausreichenden Wachheitsgrad bzw. Leistungsbereitschaft zu erhalten, welches zu einer erhöhten Stressreaktion führt. Aufgrund der oben genannten Verminderung der Leistungsbereitschaft und des Wachheitsgrads geht man davon aus, dass dies zu einem erhöhten Unfallrisiko führt (vgl. Busch, Reuter, Bauer 2006, S. 99).

Eine Befragung von DAK-Mitgliedern der Berufsgruppe Krankenschwester/ -pfleger ergab, dass zwischen 10 Uhr und 12 Uhr die meisten Arbeitsunfälle auftraten. Wegeunfälle passieren vorwiegend in der Zeit zwischen 6 Uhr und 8 Uhr und zwischen

14 Uhr und 16 Uhr, wobei aus der Befragung nicht hervorgeht, welche Schichtdienste vornehmlich davon betroffen sind (vgl. DAK-BGW 2005, S. 84). Hierbei wäre m. E. nach die Beantwortung der Frage sehr interessant, ob dies gehäufter bei Mitarbeitern nach einem Nachtdienst bzw. Frühdienst auf dem Nachhauseweg vorkommt. Dies geht leider nicht aus der Untersuchung der DAK-BGW hervor.

4.2.8 Langfristige Auswirkungen der Schichtarbeit auf die Gesundheit

In der Studie best der Europäischen Stiftung zur Verbesserung der Lebens- und Arbeitsbedingungen werden retrospektive- und prospektive Studien herangezogen, um langfristige Auswirkungen bei Schichtarbeit aufzuzeigen.

Die drei retrospektiven Studien weisen hierbei unterschiedliche Ergebnisse auf.

Aanonsen (1964) stellte keine nennenswerten Unterschiede bei den Gesundheitsbeschwerden von Schichtarbeitern, die viele Jahre Schicht gearbeitet hatten gegenüber Tagarbeitern fest (vgl. Aanonson in best 2000, S.11). Die Angersbach-Studie (1980) verglich ständige Schichtarbeiter und Tagarbeiter in der chemischen Industrie miteinander und kam zu dem Ergebnis, dass Schichtarbeiter im Durchschnitt länger arbeitsunfähig krank waren und vermehrt an Magen-Darm-Krankheiten litten als Tagarbeiter (vgl. Angersbach-Studie in best 2000, S. 11) . In der Studie von Glettenbach (1980) wurden Krankenberichte von Polizisten im Schicht- und Tagdienst (2 Gruppen) sieben Jahre ausgewertet, wobei im Durchschnitt die Schichtarbeiter höhere Fehltage mit Arbeitsunfähigkeit aufwiesen als ihre Kollegen im Tagdienst (vgl. Glettenbach in best 2000, S. 11).

In prospektiven Studien über fünf Jahre (Folgestudien) war die Verschlechterung des Gesundheitszustandes bei Schichtarbeitern auffälliger als bei Tagarbeitern, wobei sich nach ca. 20 Jahren Schichtarbeit die Probleme durch diese Form des Arbeitens anhäuften (vgl. best 2000, S. 11).

4.3 Soziale Beeinträchtigung durch Nacht- und Schichtarbeit

4.3.1 Außerfamiliäre Kontakte

Sczesny sieht die soziale Beeinträchtigung durch Nacht- und Schichtarbeit als das zweite Problemfeld nach den gesundheitlichen Beeinträchtigungen. Durch die Nacht- und Schichtarbeit ist es für die Schichtarbeitenden nicht möglich, am normalen Rhythmus des gesellschaftlichen Lebens teilzunehmen, der immer noch durch die traditionelle Tagesarbeitszeit von 7 Uhr bis 17 Uhr bestimmt wird. Die meisten gesellschaftlichen Anlässe wie z.B. Kino, Theater, Feiern, Vereinsaktivitäten usw. orientieren sich an den traditionellen Tagesarbeitszeiten. Nicht die Dauer der Freizeit ist das Problem, die der von Arbeitnehmern in Tagesarbeit gleichkommt, sondern Ihre Abstimmung mit den Zeitgebern des sozialen Lebens (vgl. Sczesny 2003, S. 73).

Die näheren und weiteren freundschaftlichen Beziehungen können häufig nur aufrechterhalten werden, wenn Schichtarbeitende sich dem Rhythmus des gesellschaftlichen Lebens anpassen, da Kontakte zu Bekannten und Freunden in der Regel am Abend stattfinden. Negative Auswirkungen auf die Gesundheit der Schichtarbeitenden können hierbei die Folge sein (vgl. best 2000, S. 32).

Doch es gibt auch die Tendenz der Resignation bei Schichtarbeitern, die ihre Freizeitaktivitäten immer mehr alleine ausüben und sich dadurch zunehmend gesellschaftlich isolieren. Saathoff beschreibt dies als „… eine Änderung im Kontaktverhalten des Schichtarbeiters, der einfach aufgibt und keine Versuche mehr macht, neue Kontakte zu knüpfen oder alte zu pflegen." (Saathoff 1992, S. 492).

4.3.2 Familiäre Auswirkungen durch Nacht- und Schichtarbeit

Schichtarbeiter und ihre Familien sehen die schwierige Vereinbarkeit von Schichtarbeit und soziales Leben als größtes Problem, wobei dies Auswirkungen auf das Wohlbefinden der Familie hat. Dies zeigt eine Studie von Knauth (1983), in der 60% bis 80% der untersuchten Polizeibeamten im Schichtdienst mitteilten, dass sie zu wenig Zeit für Familienleben und kulturelle Anlässe hätten. In der Vergleichsgruppe der Polizeibeamten im Tagdienst bemängelten dies nur 20% (vgl. Knauth in best 2000, S. 31-32).

In traditionellen Familien, in denen der männliche Ehepartner Schichtarbeit leistet, versuchen die nicht erwerbstätigen Ehefrauen das familiäre und soziale Leben dem Schichtplan des Ehemannes anzupassen. Dadurch kann die Belastung für den betroffenen Schichtarbeiter reduziert werden. Sofern aber Frauen in Schichtarbeit tätig sind, ist eine familiäre oder soziale Unterstützung in entsprechendem Umfang nicht vorhanden. Dies kann sich wiederum im subjektiven Empfinden hinsichtlich Gesundheit und Zufriedenheit mit der Arbeitszeit negativ auswirken (vgl. Sczesny 2003, S. 74).

Auf der anderen Seite gibt es verschieden Untersuchungen, in denen Frauen Nachtarbeit durch die Vereinbarkeit von Familie und Beruf positiver einschätzen als ihre Kolleginnen, die aus anderen Gründen Nachtarbeit leisten. Dies ist vermutlich dadurch bedingt, dass Frauen, die Familie und Beruf miteinander vereinbaren müssen, sich hierzu freiwillig entscheiden und auf diese Weise für sich positive Aspekte durch die Nachtarbeit sehen (vgl. Sczesny 2003, S. 75). Bartholomeyczik beschreibt dieses Phänomen als ein Ignorieren der gesundheitlichen Beschwerden durch Dauernachtdienst, die als normal im Laufe des Lebens angesehen werden (vgl. Bartholomeyczik in Sczesny 2003, S. 125). Auch allein erziehende Frauen nutzen diese Möglichkeit, um die Versorgung ihrer Kinder am Tag zu gewährleisten, wobei hier die gesundheitlichen Auswirkungen durch die Versorgung von Kindern und Haushalt diesen scheinbaren Vorteil wieder zunichte machen (vgl. Brehmer 2003, S. 60).

Nicht nur die Nachtarbeit hat negative Auswirkungen auf das Familienleben, sondern auch Früh- und Spätschichten, wie eine Untersuchung von Bauer darstellt, in der Mitarbeiterinnen und Mitarbeiter im Pflegedienst an einem Krankenhaus (400-Bettenhaus) zur Schichtarbeit befragt wurden. Sie stellt heraus, dass es zu Problemen durch die ständig wechselnden Rhythmen des Zu-Bett-Gehens und Aufstehens kommt. Eine weitere Schwierigkeit besteht ihrer Ansicht nach auch darin, einen Betreuungsplatz für die Kinder zu finden, um bei Abwesenheit die Versorgung der Kinder zu sichern. Sie wirft grundsätzlich die Frage auf, ob es für die Entwicklung des Kindes zuträglich ist, sich an den Aufstehzeiten der in Schicht arbeitenden Eltern bzw. eines Elternteils anzupassen, damit das Kind rechtzeitig vor Beginn der Arbeit in der Betreuungsstelle ist (vgl. Bauer 1993, S. 40).

4.3.3 Auswirkungen auf die Partnerschaft

In verschiedenen Studien, unter anderem in einer französischen Untersuchung an 800 Krankenschwestern wurde von den Schichtarbeitenden beklagt, dass sie aufgrund der unregelmäßigen Arbeitszeiten zu wenig Zeit für die Partnerschaft haben. Aufgrund des Zeitmangels kommt es zu Problemen in der Beziehung, insbesondere des Sicherheitsgefühls während der Abwesenheit des Partners und auch im Sexualleben (vgl. best 2000, S. 33).

4.3.4 Auswirkungen auf die berufliche Entwicklung

Die Tätigkeiten im Nachtdienst sind in ihrem Aufgabenspektrum gegenüber dem Tagdienst eingeschränkt. Dadurch ist die berufliche Weiterentwicklung sehr viel stärker begrenzt als im Tagdienst. Hinzu kommt, dass in der Regel Fort- und Weiterbildungsangebote auf die Mitarbeiter im Tagdienst zugeschnitten sind und es den Dauernachtwachen nur mit großem Aufwand möglich ist, an diesen Angeboten zu partizipieren. Es kommt zu einem Verlust vorhandener beruflicher Fähigkeiten, die sich bei der Positionierung auf dem Arbeitsmarkt für die betroffenen Dauernachtwachen negativ auswirken können. Bei Mitarbeitern in Wechselschicht mit Nachtdienst tritt dieser Prozess nicht auf, da sie in den Tagdienst integriert sind (vgl. Sczesny 2003, S. 12).

5 Ansätze zur Gesundheitsförderung im Krankenhaus bei Pflegekräften in Schichtarbeit

5.1 Gesetzliche Bestimmungen zur Verbesserung des Gesundheitsschutzes bei Pflegekräften in Schichtarbeit

Durch § 6 Abs. 1 des Arbeitszeitgesetzes von 1994 sind Arbeitgeber, auch in Krankenhäusern, durch den Gesetzgeber verpflichtet worden, arbeitswissenschaftliche Erkenntnisse bei der Gestaltung der Arbeitszeit unter dem Aspekt des Gesundheitsschutzes bei Nacht- und Schichtarbeitern zu berücksichtigen (vgl. Klie, Stascheit 2003, S. 18). Sczesny spricht hierbei von einer „... arbeitsmedizinischen und sozialpolitischen Flankierung der Arbeitszeit." (Sczesny 2003, S. 81)

Das Arbeitszeitgesetz löste die Verordnung über die Arbeitszeit in Krankenpflegeanstalten (KrAZVO) vom 13.02.1924 ab. Die KrAZVO stellte eine Verordnung dar, die gesondert die Arbeitszeiten für Pflegekräfte regelte und dadurch diese gegenüber anderen Arbeitnehmern schlechter stellte, in dem längere Arbeitszeiten und kürzere Ruhezeiten für Pflegekräfte galten. Es herrschte die gesellschaftliche und politische Meinung vor, dass es kranken Menschen nicht zumutbar sei, sich ständig durch Schichtwechsel auf immer neue Pflegekräfte einzustellen. Durch das Arbeitszeitgesetz von 1994 wurden die Pflegekräfte den anderen Berufsgruppen dann gleichgestellt (vgl. Brehmer 2003, S. 16).

Das Gesetz brachte einige Neuerungen zur Gestaltung der Arbeit für Pflegekräfte in Krankenhäusern mit sich. Hier sind im Besonderen Ruhepausen, Ruhezeit, arbeitsmedizinische Betreuung und das Recht zur Umsetzung auf einen Tagesarbeitsplatz zu nennen (vgl. Sczesny 2003, S. 84). Gerade die Regelung zur Ruhepause brachte meiner Meinung nach die Krankenhäuser in große Schwierigkeiten, da jetzt das Recht auf Pausen auch im Nachtdienst festgeschrieben wurde. Bis heute konnte keine sinnvolle Lösung zur Umsetzung von Ruhepausen im Nachtdienst in Krankenhäusern gefunden werden.

Ein weiteres Problem stellen die Ruhezeiten dar, die in Krankenhäusern mindestens zehn Stunden betragen müssen und gerade in der Schaukelschicht mit den herkömmlichen Arbeitszeiten nicht einzuhalten sind (vgl. Brehmer 2003, S. 79). Nach Inkrafttreten des Arbeitszeitgesetzes von 1994 unternahmen die Krankenhäuser große Anstrengungen, um alternative Arbeitszeitmodelle wie z.b. die Kernarbeitszeiten für den Tagdienst zu entwickeln. Der Ansatzpunkt für die Kernarbeitszeit lag darin, den Pflegenden die Möglichkeit zu bieten, vermehrt zu den typischen Tagesarbeitszeiten zu arbeiten, um dadurch die Belastung durch Schichtarbeit zu reduzieren wie auch die gesetzlichen Bestimmungen des Arbeitszeitgesetzes einzuhalten (vgl. Brehmer 2003, S. 76). In diesem Prozess der Entwicklung neuer Arbeitszeitmodelle wurde in der Regel nur der Tagdienst berücksichtigt, während Veränderungen im Nachtdienst eine untergeordnete Rolle spielten (vgl. Sczesny, Hellert 2000, S. 32).

Weiterhin wird durch das Arbeitszeitgesetz Nachtarbeitnehmern das Recht auf medizinische Betreuung zugesprochen, das vor Aufnahme von Nachtarbeit eine ärztliche Untersuchung sowie alle 3 Jahre Folgeuntersuchungen festlegt. Nachtarbeitnehmer ab 50 Jahre haben Anspruch auf eine jährliche medizinische Untersuchung (vgl. Sczesny 2003, S. 84). Ich denke, dass dies ein wichtiger Beitrag ist, um rechtzeitig gesundheitliche Beeinträchtigungen bei Nachtarbeitnehmern zu erkennen und Maßnahmen des Gesundheitsschutzes einzuleiten.

Des Weiteren formuliert das Arbeitszeitgesetz in § 6 Abs. 4 (vgl. Klie, Stascheit 2003, S. 18) für Nachtarbeitnehmer ein Recht zur Umsetzung auf einen Tagesarbeitsplatz, sofern dies aus gesundheitlichen Gründen oder zur Betreuung eines Kindes unter zwölf Jahren bzw. eines schwerpflegebedürftigen Angehörigen im Haushalt notwendig wird und ein geeigneter Tagesarbeitsplatz vom Betrieb angeboten werden kann (vgl. Sczesny 2003, S. 84-85). Sczesny kritisiert meiner Meinung nach zu recht, dass dies im Widerspruch zur Realität steht, in der Pflegekräfte aufgrund von Betreuungspflichten in den Dauernachtdienst wechseln (vgl. Sczesny 2003, S. 85).

5.2 Möglichkeiten der Gesundheitsförderung durch die Institution Krankenhaus

Durch verschiedene Untersuchungen seitens der Arbeitswissenschaft gibt es heute genügend Empfehlungen hinsichtlich der Gestaltung von Arbeitszeiten unter Einbeziehung des Gesundheitsschutzes der betroffenen Arbeitnehmer. Diese Empfehlungen resultieren aus den arbeitswissenschaftlichen Erkenntnissen zu den gesundheitlichen Beeinträchtigungen von Schichtarbeitern.

Beermann gibt hierzu folgende Handlungsempfehlungen:

- Dauernachtarbeit und längere hintereinander folgende Nachtschichten sollten vermieden werden, da die Körperfunktionen eines Menschen sich nicht vollständig an die Nachtarbeit anpassen. Empfohlen werden maximal drei bis vier aufeinander folgende Nachtdienste. Die Massierung von Arbeitstagen sollte auch im Tagdienst umgangen werden.

- Nach Beendigung einer Nachtschichtphase sollte eine möglichst lange Ruhephase folgen, mindestens aber 24 Stunden.

- Der Dienstplan sollte so gestaltet sein, dass freie Tage aufeinander folgend gewährt werden.

- Sofern Überstunden bei Pflegekräften im Schichtdienst anfallen, sollen diese nicht durch Zuschläge sondern durch Freizeit ausgeglichen werden.

- Die Schichtfolgen sollten in Vorwärtsrotation erfolgen, da sich der Organismus besser und schneller an diesen Rhythmus anpasst und dadurch weniger Beschwerden als bei der Rückwärtsrotation auftreten.

- Bei der zeitlichen Festlegung von Beginn und Ende der Arbeitszeit sollte mehr Flexibilität in Form von Absprachen der Pflegekräfte untereinander möglich sein.

- Frühschichten sollten nicht zu früh beginnen und Nachtschichten möglichst früh enden.

- Schichtpläne bzw. Dienstpläne sollten für den verantwortlichen Vorgesetzten verbindlich sein und den betroffenen Pflegekräften die Sicherheit zur Planung geben. Persönliche Wünsche der Mitarbeiter sollten in den Dienstplänen berücksichtigt werden. Dies trägt auch zur größeren Motivation und höheren Arbeitszufriedenheit bei den Pflegekräften bei.

- Die Dauer einer Schicht sollte sich an der Beanspruchung durch die Arbeit richten. Bei unterschiedlich langen Schichtlängen sollte die Arbeitszeit in der Nachtschicht geringer sein als in den anderen Schichten.

(vgl. Beermann in Sczesny, Hellert 2000, S. 6-9)

5.3 Individuelle Möglichkeiten von gesundheitsförderndem Verhalten bei Pflegekräften in Schichtarbeit

Nicht allein die betrieblichen Gestaltungsmöglichkeiten leisten einen Beitrag zur Senkung des Risikos der gesundheitlichen Beeinträchtigung durch Schichtarbeit, auch die betroffenen Pflegekräfte selbst können durch entsprechendes Verhalten dazu beisteuern. Hierzu gibt es verschiedene Ansätze wie z.b. ausgewogene und angemessene Ernährung, Gestaltung des Wohnumfeldes, ausreichend und ungestörter Schlaf, Stärkung des Immunsystems durch angemessenes Fitnesstraining und guter Kontakt zum sozialen Umfeld (vgl. Beermann 2005, S. 33).

Bei der Ernährung in der Nachtschicht wird eine leicht verdauliche Kost in Form von angemessenen Essensportionen empfohlen, da üppiges Essen die schon vorhandene Müdigkeit verstärkt und die Leistungsfähigkeit und Konzentration zusätzlich negativ beeinflusst. Hierbei sollten warme Speisen aufgrund des günstigeren Einflusses auf den Funktionszustand des Nervensystems bevorzugt werden. Bei der zeitlichen Verteilung der Speisen geht die Empfehlung dahin, die erste Mahlzeit als warme Speise zwischen null Uhr und ein Uhr und die zweite Mahlzeit zwischen vier Uhr und fünf Uhr z.B. in Form eines kalten Imbisses einzunehmen (vgl. Krampilz 1995, S. 428-429).

Ein weiterer Bereich, in dem der Einzelne einen Beitrag zur Gesundheitsförderung leisten kann, ist das eigene Wohnumfeld. Hier steht die Reduzierung von Störfaktoren wie z.B. Lärm im Vordergrund, die Schlafstörungen hervorrufen können. Weitere Empfehlungen zielen auf das richtige Verhalten hinsichtlich des Schlafes: Frühes zu Bett gehen nach der Nachtschicht bzw. Frühschicht, Tagschlaf nicht durch Verpflichtungen verkürzen, zu spätes Aufstehen vor einer Spätschicht vermeiden usw. werden beschrieben (vgl. Beermann 2005, S. 33).

Die soziale Isolierung ist ein großes Problem der Schichtarbeit und kann durch eine sinnvolle und ausgewogene Planung sozialer Kontakte reduziert werden. Positiv wirkt sich hier auch die Möglichkeit der individuellen Einflussnahme bei der Dienstplangestaltung aus. Weiterhin wird das Protokollieren der Freizeitaktivitäten vorgeschlagen, um

Probleme und Ressourcen bei der Freizeitplanung zu erkennen (vgl. Beermann 2005, S. 36).

6 Zusammenfassung und Ausblick

Die Frage, ob Schichtarbeit gesundheitliche und soziale Beeinträchtigungen bei Pflegekräften verursacht, kann nach Auswertung der Literatur zu diesem Thema eindeutig mit einem „Ja" beantwortet werden. Die Beeinträchtigungen sind mannigfaltig und reichen von Schlafstörungen über Magen-Darm-Beschwerden bis hin zu sozialer Isolation durch Schichtarbeit. Es geht sogar soweit, dass Arbeitswissenschaftler Zusammenhänge zwischen den gesundheitlichen und sozialen Beeinträchtigungen durch Schichtarbeit und der Entstehung von Krankheiten erkennen können. Trotzdem legen sie sich hierzu nicht eindeutig fest, da die Ätiologie von Krankheit sich nicht so einfach darstellen lässt.

Arbeitswissenschaftliche Erkenntnisse zu Schichtarbeit, denen eine Vielzahl von Studien zugrunde liegen, vornehmlich aus den 70er und 80er Jahren, führten zur Ablösung antiquarisch anmutender gesetzlicher Bestimmungen wie die Verordnung über die Arbeitszeit in Krankenpflegeanstalten (KrAZVO) aus dem Jahr 1924 durch das Arbeitszeitgesetz im Jahr 1994. Dies war meiner Auffassung nach ein wichtiger und notwendiger Schritt, damit Schichtarbeitnehmer, und hierzu gehören vornehmlich auch Pflegekräfte nicht „zum Spielball" wirtschaftlicher Interessen werden. Gleichwohl genügt nicht nur ein Gesetz, um arbeitswissenschaftliche Erkenntnisse zur Schichtarbeit im Krankenhaus entsprechend einzuführen und zu praktizieren. An dieser Stelle ist einerseits die Mitwirkung der Institution Krankenhaus gefordert. Es sollten von den Verantwortlichen auf Arbeitgeber- und Arbeitnehmerseite in den Krankenhäusern der Gestaltung und Flexibilisierung von Arbeitszeiten noch mehr Aufmerksamkeit gewidmet werden. Andererseits geht es nicht ohne die Mitwirkung der betroffenen Pflegekräfte, damit Veränderungen von Schichtarbeit unter dem Aspekt des Gesundheitsschutzes und der Gesundheitsförderung Erfolg haben. Das Festhalten der Pflegekräfte an altbewährten Strukturen, individuellen Dienstplanwünschen und die Erfordernis der Vereinbarkeit von Beruf und Familie stellen scheinbar einen Widerspruch zu den arbeitswissenschaftlichen Erkenntnissen hinsichtlich Schichtarbeit dar. Hier ist es m. E. notwendig, zu diesem Thema vermehrt Fortbildungsveranstaltungen und Schulungen zur Gesundheitsförderung für Pflegekräfte anzubieten. Weiterhin muss den Pflegekräften die Möglichkeit gegeben werden, bei der Entwicklung und Einführung von neuen Arbeitszeitmodellen mitzuwirken, denn Arbeitszeitgestaltung und Arbeitszufriedenheit hängen eng miteinander zusammen und sind ein Indikator über Verbleib oder Ausstieg der Pflegekräfte aus dem Beruf. Die Arbeitswissenschaftler liefern hierzu Empfehlungen (vgl. Beermann in Sczesny, Hellert 2000, S. 6-9), durch die mit wenig Aufwand und ohne große Kosten Dienstpläne unter dem Blickwinkel von Gesundheitsschutz und Gesundheitsförderung erstellt werden können.

Meiner Auffassung nach ist es nicht allein damit getan, nur die Strukturen im Pflegedienst eines Krankenhauses zu verändern, um langfristig Arbeitszeitmodelle unter dem Aspekt des Gesundheitsschutzes und der Gesundheitsförderung zu entwickeln. Andere Bereiche im Krankenhaus, mit denen der Pflegedienst Schnittstellen bildet, müssen hierzu einbezogen werden. Dies bedeutet aber auch ein großes Konfliktpotential zu bewältigen, da das Fordern von Veränderungen, die andere Berufsgruppen im Krankenhaus betrifft, erst einmal auf Widerstand stoßen. Allein die historisch gewachsenen Strukturen im Krankenhaus zeigen dem Pflegedienst hier häufig seine Grenzen auf und können nur übergeordnet unter dem Gesichtspunkt der Vernetzung zur Erreichung krankenhausbetrieblicher Ziele überwunden werden.

Zum Schluss möchte ich meinen Blick auch noch in Richtung der Ausbildungsstätten für Gesundheits- und Krankenpflege bzw. Gesundheits- und Kinderkrankenpflege richten. Schon im Vorstellungsgespräch werden zukünftige Auszubildende zur Einstellung gegenüber Schichtarbeit gefragt. Ob diese Frage zweckmäßig ist, sei dahin gestellt, da zukünftige Auszubildende mit 16 oder 17 Jahren in der Regel noch keine Erfahrungen mit Schichtarbeit aufweisen. Es zeigt mir aber doch, wie wichtig uns als Ausbildungsstätte diese Frage ist. Daher ist es meiner Meinung nach angebracht, das Thema Schichtarbeit und mögliche gesundheitliche und soziale Beeinträchtigungen schon frühzeitig in der theoretischen Ausbildung mit den Auszubildenden unter dem Blickwinkel der Gesundheitsförderung zu erörtern. Dies kann eine Basis für die Zukunft schaffen.

Literaturverzeichnis und Quellenverzeichnis

AOK Baden Württemberg (Hrsg.) (2000): Krankenhausrecht. Handbuch der AOK Baden-Württemberg. Stuttgart: Verlagsgesellschaft W.E. Weinmann mbH

Bauer, Irmgard (1993): Die Auswirkungen des Beginns der Frühschicht um 6 Uhr auf Pflegepersonen und Patienten. Beschreibung der Untersuchung und der Ergebnisse. Deutsche Krankenpflegezeitschrift, 46. Jahrgang, Nr. 1, Seite 39-43.

Beermann, Beate (2005): Leitfaden zur Einführung und Gestaltung von Nacht- und Schichtarbeit Bundesanstalt für Arbeitsschutz und Arbeitsmedizin (Hrsg.). Dortmund

Betschart, Hanspeter (Hrsg.) (1989): Zweischichtarbeit. Psychosoziale und gesundheitliche Aspekte. Stuttgart /Toronto: Hans Huber

Böhme, Hans (1998): Arbeitsrecht für die Pflege. 3., neubearbeitete Auflage. Stuttgart Berlin Köln: Kohlhammer

Brehmer, Michael (2003): Kostbare Zeiten. Arbeitszeiten im Krankenhaus. Frankfurt am Main: Fachhochschulverlag

Busch, Ada-Katrin, Reuter, Harald, Bauer, Georg (2006): Erhebung und Bewertung der Gesundheitsverträglichkeit der Arbeitszeitmodelle Schweizer Intensivpflegestationen. Pflege, 19. Jahrgang, Nr. 6, Seite 97 – 107.

Kelm, Ronald (2003): Arbeitszeit- und Dienstplangestaltung in der Pflege. 2., aktualisierte und erweiterte Auflage. Stuttgart: Kohlhammer

Klie, Thomas, Stascheit, Ulrich (Hrsg.) (2003): Gesetze für Pflegeberufe. Gesetze, Verordnungen, Richtlinien. Baden-Baden: Nomos Verlagsgesellschaft

Krampitz, Barbara (1995): Nachtarbeit – ein ernährungsphysiologisches Problem. Die Schwester/Der Pfleger, 34. Jahrgang, Nr. 5, Seite 426-431.

Sczesny, Cordula, Hellert, Ulrike (2000): Empirische Untersuchungen zur Nacht- und Schichtarbeit. Fachtagung Umsetzungsmodelle aus Industrie und Gesundheitswesen am

28. Oktober 1998 in Dortmund. Schriftenreihe der Bundesanstalt für Arbeitsschutz und Arbeitsmedizin. Tb 103, Dortmund

Sczesny, Cordula (2003): Arbeitszeitgestaltung zwischen arbeitswissenschaftlichen Erkenntnissen und individuellen Arbeitszeitpräferenzen. Am Beispiel der Dauernachtarbeit im Krankenhaus. Münster: LIT Verlag

ver.di (Hrsg.) (2005): Die neuen Tarifverträge im Gesundheits- und Sozialwesen. Tarifarbeit im Fachbereich, Berlin

Waller, Heiko (2002): Gesundheitswissenschaft. Eine Einführung in Grundlagen und Praxis von Public Health. 3., überarbeitete und erweiterte Auflage. Stuttgart: Kohlhammer

Saathoff, Elke (1992): Psychische und soziale Folgen von Schichtarbeit. Gedanken zur Dienstplangestaltung. Die Schwester/Der Pfleger, 31. Jahrgang, Nr. 5, Seite 490-493.

Internetverzeichnis

best – Bulletin für europäische Zeitstudien (2000): Schichtarbeit und Gesundheit. Europäische Stiftung zur Verbesserung der Lebens- und Arbeitsbedingungen. Dublin:1/2000
http://www.arbeitundalter.at/docs/If/schichtarbeitundgesundheit.pdf (07.05.2006)

DAK-BGW Gesundheitsreport (2005): Stationäre Krankenpflege. Arbeitsbedingungen und Gesundheit von Pflegenden in Einrichtungen der stationären Krankenpflege in Deutschland vor dem Hintergrund eines sich wandelnden Gesundheitssystems. BGW/ DAK (Hrsg.). Hamburg
http://www.presse.dak.de/ps.nsf/Show/B9F48873A7D34732C12570C100454782/$File/ Krankenpflegereport2005_Gesamt.pdf (07.05.2006)

Knauth, Peter et al. (2005): Nacht- und Schichtarbeit, Arbeitsmedizinische Leitlinie der Deutschen Gesellschaft für Arbeitsmedizin und Umweltmedizin e.V.
http://www.dgaum.med.uni-rostock.de/leitlinien/Nacht_uSchichtarbeit%20280205.pdf (07.05.2006)